漫话尘螨

崔玉宝 ◎ 著

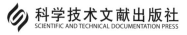

科学技术文献出版社
SCIENTIFIC AND TECHNICAL DOCUMENTATION PRESS

·北京·

图书在版编目（CIP）数据

漫话尘螨 / 崔玉宝著. —北京：科学技术文献出版社，2019. 6
ISBN 978-7-5189-5476-6

Ⅰ. ①漫… Ⅱ. ①崔… Ⅲ. ①螨病—基本知识 Ⅳ. ① R757.3

中国版本图书馆 CIP 数据核字（2019）第 078890 号

漫话尘螨

策划编辑：王黛君 责任编辑：王黛君 吕海茹 责任校对：文 浩 责任出版：张志平

出 版 者	科学技术文献出版社	
地 址	北京市复兴路15号 邮编 100038	
编 务 部	（010）58882938，58882087（传真）	
发 行 部	（010）58882868，58882870（传真）	
邮 购 部	（010）58882873	
官 方 网 址	www.stdp.com.cn	
发 行 者	科学技术文献出版社发行 全国各地新华书店经销	
印 刷 者	北京地大彩印有限公司	
版 次	2019 年 6 月第 1 版 2019 年 6 月第 1 次印刷	
开 本	850×1168 1/32	
字 数	48千	
印 张	3	
书 号	ISBN 978-7-5189-5476-6	
定 价	42.00元	

推荐序

　　尘螨是室内最重要的过敏原，是过敏性哮喘、过敏性鼻炎、特应性皮炎等过敏性疾病的主要病因。根据文献，全球约有 20% 的人对尘螨过敏。我国目前约有 3000 万哮喘患者，其中超过 50% 的患者对尘螨过敏。这一庞大数字及其危害不容忽视。

　　作为一种生物体，尘螨普遍滋生于人们生活的各种场所，地毯、沙发、坐垫、床垫、被褥枕芯、毛绒玩具等都是尘螨偏爱的居所。城市路面、火车、轮船、飞机、机场休息室、汽车、医院、学校、电影院、办公室等公共场所也是尘螨的藏身之处。因此，防控尘螨、预防相关疾病发生发展，已经成为当前重要的公共卫生问题。

　　崔玉宝研究员从事尘螨研究近 20 年，在尘螨基础研究和临床转化方面颇有建树，获得了多项国家级课题，在国际权威杂志发表了数十篇论文。近几年，崔玉宝研究员进行科研工作的同时，致力于尘螨过敏性疾病的科普宣传工作，以提高人们对尘螨的认识、改善尘螨防控效果、加强相关疾病的预防和诊治为初衷，创作了《漫话尘螨》一书。

漫话尘螨

  《漫话尘螨》从形态学、生物特性、生态学、防控措施、相关疾病诊断和治疗策略等方面对尘螨做了详细介绍。著作中穿插了大量趣味漫画，图文并茂、生动活泼，以通俗易懂的形式传递专业科学知识，是一部国内尘螨科普宣教难得的优秀作品。

  作为科研工作者，崔玉宝研究员能够默默坚持边缘、冷门的尘螨研究不放弃，在当今时代实属难能可贵。

  著作付梓出版之时，欣然应允为之附序。

上海交通大学附属第一人民医院检验医学中心主任

中华医学会检验医学分会副主任委员

前言

　　尘螨是生活在尘土、尘埃中的一种微小动物，广泛分布于人们的生活和工作环境中，甚至可见于南极科考站、和平号空间站。尘螨与人类的寄居关系由来已久，可追溯到人类开始建造房屋和储藏食物时。现在，灰尘中含有尘螨并可导致人体疾病，已成为生活常识。

　　但是，人们对尘螨危害的严重性仍然认识不足，对尘螨的控制方法也缺乏全面了解，大多数家庭没有采取预防尘螨的措施。因此，帮助人们了解尘螨的形态结构、生物学及生态学知识，认识尘螨所致的常见疾病和诊治方法，掌握尘螨的控制措施，对防治尘螨性疾病和提高全民健康水平具有重要的现实意义。

　　在创作的过程中，为使内容通俗易懂，作者阐述力求深入浅出、生动活泼、图文并茂。期待本书的出版能够加强人们对尘螨及其所致疾病的认识和防御。本人水平有限，疏漏和不当之处在所难免，敬请读者批评指正。

　　本书承蒙丽水学院医学院吴松泉教授及无锡市人民医院检验科殷皓、陈艳、王婷婷等同仁提供宝贵的意见，以及科学技术文献出版社王黛君和吕海茹编辑的精心策划和细致修改，最终得以出版，在此一并致以真诚的感谢。

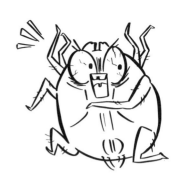

目录

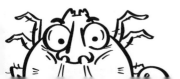

尘螨的发现

　　第二次世界大战期间，为了确保稀缺的食物资源不腐败变质，人们开始研究储藏食物的方法和技术，结果发现食物里有许多螨虫，如古巴砂糖里的甜果螨，它可以随着糖的食用进入人体肠道，导致腹泻，甚至出现溃疡等症状。

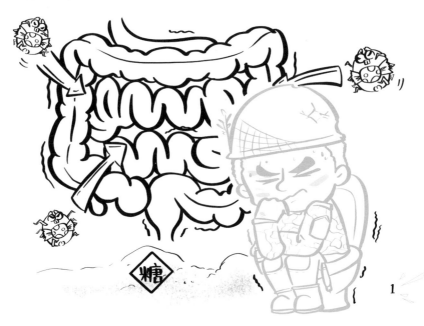

1

漫话尘螨

　　1928 年，德国科学家 Dekker 首次报道从哮喘患者床铺下扫出的尘土中发现螨虫，并提出尘螨是引起哮喘发生的重要原因之一。该科学家发现，一个女孩儿自从卧室搬进一套旧沙发后，就频繁发生鼻炎和哮喘，而当搬走卧室中的沙发后，就不再出现鼻炎和哮喘。

　　1964 年，日本学者 Oshima 在一次对在校儿童皮肤瘙痒症进行的调查中发现，横滨学校的地板积尘中存在大量尘螨。另一位日本人 Yokohama 在寻找引起小学生皮肤瘙痒症的寄生虫时，在榻榻米上发现了尘螨。

　　荷兰莱顿大学医学中心耳鼻喉科的 Reindert Voorhorst 医生一直猜想灰尘中存在某种可以引起人过敏的生物，并苦苦寻找证据。他的助手 Marise Spieksma-Boezeman 将房间内收集的灰尘直接放在显微镜底下，观察到了尘螨，并证明了灰尘里的尘螨可以引起过敏。他们还发现湿度越大的地方尘螨的数量越多。

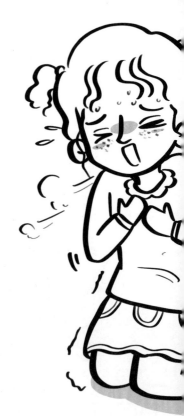

1970 年，考古学家 Radovsky 在美国西部内华达州洛夫洛克洞穴的石缝里的人类粪便化石中找到了尘螨存在的证据。

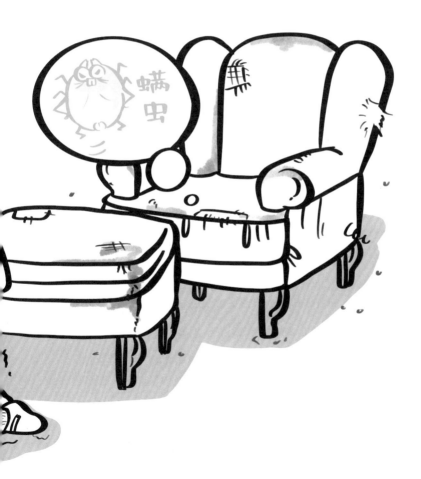

1988 年，考古学家 Kliks 又从三具分别来自秘鲁（Peru）、阿留申群岛（Aleutian Islands）和肯塔基州（Kentucky）洞穴的木乃伊胃肠内容物及粪便残渣中发现了多种尘螨。

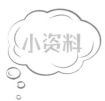

小资料

尘螨发现史中的人物

Reindert Voorhorst

过敏症专家，1915 年出生，1956 年毕业于荷兰莱顿大学，最初学习内科和微生物。Voorhorst 教授致力于研究屋尘过敏原可能的生物学来源，他借助显微镜观察到屋尘中滋生的尘螨。1968 年，Voorhorst 在德国柏林举办的欧洲变态反应和临床免疫学学会（European Academy of Allergy and Clinical Immunology, EAACI）上发表演说，明确提出尘螨是屋尘过敏原的来源，引起轰动。之后其他学者的研究证实了他的论点。

Marise Spieksma–Boezeman

1938 年出生，毕业于荷兰莱顿大学动物学和植物学专业。1962 年，Marise 因研究"屋尘中尘螨的辨别"而获得硕士学位。当时人们对尘螨知之甚少。随后她又研究了"因尘螨引起的皮肤过敏反应与尘螨数量之间的定量关系"。不仅如此，Marise 还建立了尘螨的实验室人工饲养系统体系，在大学课程中培养学生如何识别不同种类的尘螨。后期 Marise 的丈夫 Frits ThM Spieksma（莱顿大学，大气生物学家）接手了她的尘螨研究工作。

尘螨的名字和"家谱"

目前，有规范名称的螨种已达 45000 种，包括属名（如 *Dermatophagoides*）和种名（如 *microceras*）。这种复合命名法称为双名法，由林奈在他所著的《自然系统》（Systema Nature, 1758）第 10 版里提出，也是官方记录的动物命名来源。双名法在一定程度上改变了早期给动物命名的混乱状态，比如同一生物会出现多个名字的现象。双名法形像生动，并且不冗长复杂。国际动物命名法则要求在命名时要尽量方便记忆和发音。

例如 Dermatophagoides，起源于希腊语，dermis 意思是"皮肤（skin）"，phagos 指"喂养（feeding）"，而后缀 –oides 意思是"有点像（to look like）"，因此粗糙地译为"喜欢吃皮肤的生物（thing that looks like those that eat skin）"。

尘螨的名字和"家谱"

屋尘螨　粉尘螨　　丝泊尘螨　　　　　　拱殖嗜渣螨　　　　热带无爪螨

　　　微甬尘螨　　　　　　　　　　　　　　　　　　　粗脚粉螨 腐食酪螨

　　　　　　　　　宇嗜鳞螨

　　　　　食甜螨科

　麦食螨科　　　　　　　嗜渣螨科　　　垫螨科　粉螨科

　　　　　　羽螨　　　食甜螨　　粉螨
　　　　　　总科　　　　总科　　　总科

　　　　尘螨　　　　　　仓螨

常见尘螨家谱

7

漫话尘螨

　　通常一户人家中可能同时存在 10 ～ 20 种不同的尘螨。而不同人家、不同地区存在的螨种互不相同。在全世界范围内，从居室地毯、床、纺织品和家具等处积尘中检出的尘螨累计已多达 140 种以上。其中最常见螨种为屋尘螨（*Dermatophagoides pteronyssinus*）、粉尘螨（*Dermatophagoides farinae*）和梅氏嗜霉螨（*Euroglyphus maynei*），隶属于疥螨目（Sarcoptiformes）、羽螨总科（Analgoidea）、无气门股（Astigmata）、麦食螨科（Pyroglyphidae）。

　　热带无爪螨及食甜螨均被称为储藏物螨类。陆联高（1979 年）为它们取名为"仓贮螨类"，简称"仓螨"。

　　热带无爪螨（*Blomia tropicalis*）是热带和亚热带地区的优势螨种，其隶属于疥螨目、食甜螨总科（Glycyphagoidea）、垫螨科（Echimyopodidae）。

　　食甜螨属（Glycyphagus）和嗜鳞螨属（Lepidoglyphus）隶属于食甜螨科（Glycyphagidae），在温带地区的农村房舍灰尘内滋生数量较多，这些螨种以往多见于储藏的食物、谷物、麦秸、中药材及中成药中。

　　引起过敏反应的螨种主要隶属于麦食螨科、食甜螨科、粉螨科（Acaridae）和垫螨科。世界卫生组织和国际免疫学会联盟授权的过敏原命名委员会已公布的可引起过敏反应的螨虫有：粗脚粉螨（*Acarus siro*）、热带无爪螨、粉尘螨、微角尘螨（*Dermatophagoides microceras*）、屋尘螨、梅氏嗜霉螨、家食甜螨（*Glycyphagus domesticus*）、害嗜鳞螨（*Lepidoglyphus destructor*）及腐食酪螨（*Tyrophagus putrescentiae*）。

　　由此可见，引起过敏反应的螨虫种类很多，但也不是所有的螨虫都会引起人体过敏反应，例如，至今尚无文献报道跗线螨、中气门亚目螨类可成为过敏原。

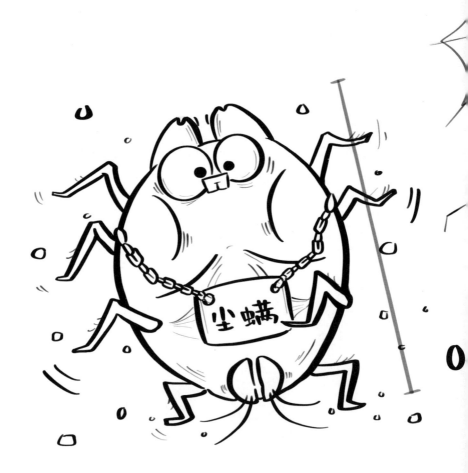

漫话尘螨

尘螨

10

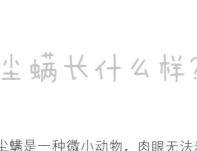

尘螨长什么样？

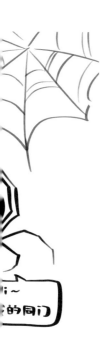

尘螨是一种微小动物，肉眼无法看清，体长仅 0.1 ～ 0.4 mm（100 ～ 400 μm），必须借助于放大镜或显微镜才能看清楚。尘螨幼年时有 6 条腿，成年时有 8 条腿。尘螨的身体、腿都分节，所以生物学家将其划分在节肢动物门，与昆虫、蜘蛛属于同一门。

尽管与昆虫相近似，但是昆虫躯体均可明显地分为头、胸和腹三部分，而尘螨最显著的特征就是头胸部和腹部之间没有明确界限。

屋尘螨是一种最常见的尘螨种类，它的大脑位于身体的前部，约占自身体积的 1.5% ～ 1.6%，是大脑质量最小的动物之一。成年雌性屋尘螨的大脑组织紧密结合成一团，直径为 30 ～ 40 μm。

漫话尘螨

　　尘螨躯体上有一个结构叫围颚沟，以此沟为界，可将身体分为颚体和躯体两部分。尘螨躯体上长有许多刚毛。刚毛具有不同形状、长短和图案纹饰，为显微镜下鉴定螨虫种类提供了

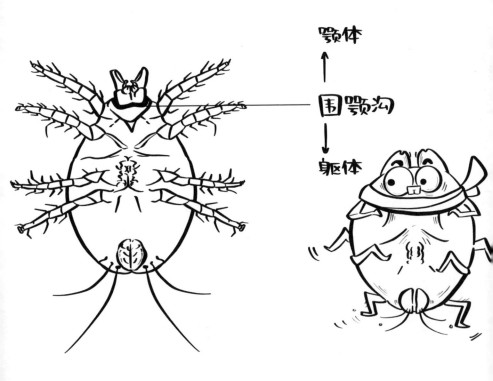

颚体

↑

围颚沟

↓

躯体

简便的标识，是尘螨鉴定、分类的重要依据之一。

尘螨每条腿均由 6 段组成：第 1 段为基节，第 2 段为转节，第 3 段为腿节，第 4 段为膝节，其后是胫节和跗节。足上每段均有一定数量的刚毛和毛样结构。

尘螨的呼吸器官由气管和支气管组成，连接着表皮和内部器官。有些尘螨没有气管，但其基节上有腺体，具有吸收水分和气体交换的双重功能。

小资料

荷兰人列文虎克（Antony van Leeuwenhoek，1632—1723）是显微技术的先驱，微生物学的创始人，他发明了一种透镜研磨技术，并制造出了单孔显微镜，这种显微镜具有放大 270 倍的能力。从 1673 年到他去世之前，他在荷兰向英国伦敦皇家学会写了约 200 封信来描述自己的研究。1693 年，他向皇家学会写信描述了在自己家中发现的一种尘螨的生殖生物学情况，可能是食酪螨属螨类。列文虎克对这些螨做了一系列细致而详尽的观察，发现房子中滋生着大量的螨，尤其是在奶酪及其他食品中。

尘螨怎么生宝宝？

尘螨是雌雄异体动物，同一种螨分雌螨与雄螨，雌螨的个体较大，雄螨的个体较小。雌螨外生殖器前方的开口称为产卵孔，形状像倒写的字母"U"，后面看像倒写的字母"Y"，整个外阴类似"U"或"V"形。

雌螨　　　　雄螨

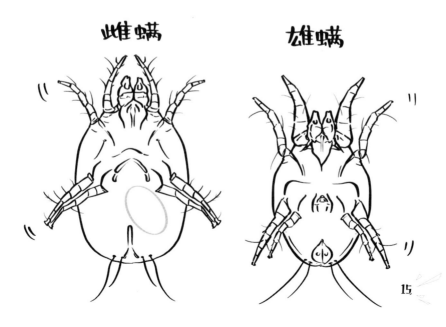

大部分尘螨的生殖方式是有性生殖，也即雌螨和雄螨交尾后繁衍后代。在交尾期间，雄螨和雌螨采取头部相反方向的姿势，这种姿势被称为"后结合法"。当雄螨附着在雌螨身后时，雌螨可持续移动，甚至进食。一对雌雄屋尘螨在一起可长达 48 小时。雌性粉尘螨一生大约交尾 4 次，每只雄螨会和多达 5 只雌螨交尾。

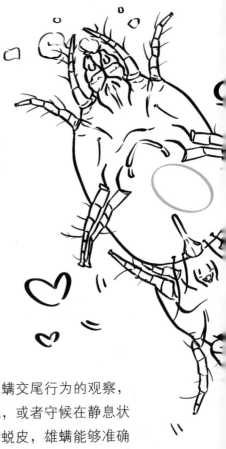

粉尘螨的雄螨可与不同雌螨交配 4～5 次，表明尘螨之间存在某种形式的精子竞争。精子经过转移后停留在雌螨受精囊内直到卵细胞需要受精时。

通过对实验室人工培养屋尘螨交尾行为的观察，发现雄螨或者与活跃的雌螨交配，或者守候在静息状态第三若螨附近，等待第三若螨蜕皮，雄螨能够准确地判断哪些静息状态第三若螨将会蜕皮成为雌螨。

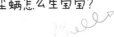

有性生殖
Sexual Reproducer

「后结合法」

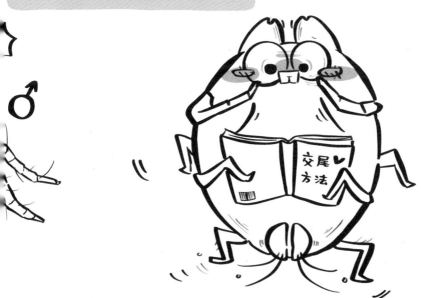

漫话尘螨

尘螨宝宝成长记

尘螨是怎么发育成长的？

大多数尘螨的生活史包括 7 个阶段：卵、前幼螨、幼螨、第一若螨、第二若螨、第三若螨和成螨。

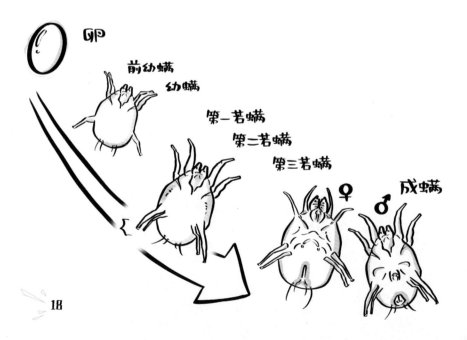

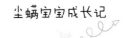

　　但并非所有尘螨都会依次经历这 7 个阶段，有的尘螨会"跳跃"生长。如麦食螨科没有第二若螨阶段，而食甜螨总科和粉螨总科没有前幼螨阶段，但是可能有第二若螨阶段。

　　粉尘螨一代生活史约为 47 天，其中卵期 7.1 天、若螨期（第一若螨和第三若螨）15.8 天、成年雌螨 24.2 天后开始产卵。

　　屋尘螨一代生活史约为 65 天，其中卵期 8.1 天、若螨期（第一若螨和第三若螨）25.9 天、成年雌螨 31.2 天后开始产卵。

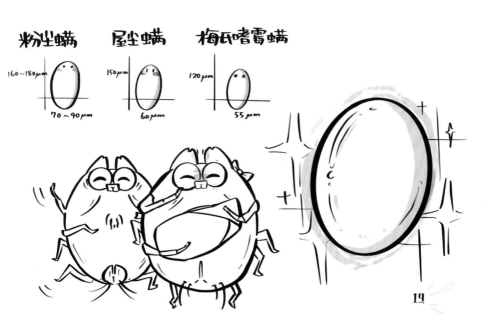

卵　螨卵呈白色，形状为长椭圆形，刚产下的螨卵表面覆盖一层薄薄的黏液。在家庭灰尘中发现的尘螨，成螨长度几乎都小于 1 mm（1000 μm），其卵更是相当小，如粉尘螨的卵长 160～180 μm、宽 70～90 μm，屋尘螨的卵长约 150 μm、宽约 60 μm，而梅氏嗜霉螨的卵长约 120 μm、宽约 55 μm。一般情况下螨卵壳的表面光滑。

前幼螨　尘螨产卵前，其子代在卵内已经开始发育；产卵后其子代在卵内继续发育；胚囊形成后大约 100 小时，一对半球状带有尖端的卵齿已经在螯肢最终形成部位附近发育，表明前幼螨阶段骨化过程的完成。之后，幼螨在前幼螨外壳内发育形成。

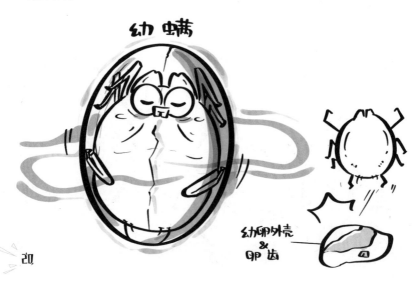

幼螨

幼卵外壳 & 卵齿

　　幼螨　幼螨只有 3 对足，3 对足的幼螨在卵内有一个特征性姿势，其前 2 对足在前侧折叠，指向后面的 1 对足，第 3 对足指向前面的 2 对足。卵齿将卵壳纵向分开，幼螨出来后，留下前幼螨外壳和卵齿在卵壳内。

　　第一若螨　又称前若螨，是所有尘螨生活史必经阶段，有 4 对足和 1 对生殖乳突。

　　第二若螨　又称作休眠体，是一个特殊阶段，螨虫高度变形以适应不利的生存环境。休眠体阶段可通过吸盘附着于大型节肢动物身上，借助昆虫传播，这个过程称为携播。

　　第三若螨　尘螨生活史中的必经阶段，有 4 对足和 2 对

你也会成长的！

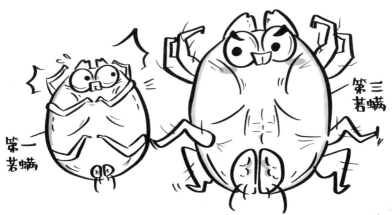

第一若螨

第三若螨

生殖乳突，足部和身体上有更多的刚毛。在麦食螨第三若螨蜕皮前，能够通过第三若螨的角质层观察到成螨的角质层。

　　成螨　一只雌粉尘螨在 1 个月内可产下 30 个或更多的卵，并且其中 80% 能够发育为成螨。雄性成螨"守护"不活动的第三若螨，直至后者发育成为雌性成螨并与之交配。雄螨有一种能够准确判断哪些若螨是雌螨的独特能力。

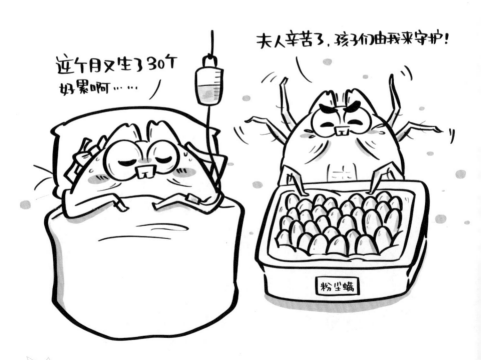

　　尘螨生活的最适温度为 20 ～ 25℃、最适相对湿度为
70% ～ 75%。尘螨种群密度的季节消长与气候条件变化有关，
通常观察每个月的湿度和温度，可发现尘螨密度的变化。因此，
许多关于尘螨季节消长的研究与当地的气候数据有关。不同地
点、不同年份的记录均不一样，但每一年都会有一个主要的波
峰和波谷，在早春和隆冬期间，尘螨种群密度通常会下降，而
9 ～ 10 月的平均丰度最高。

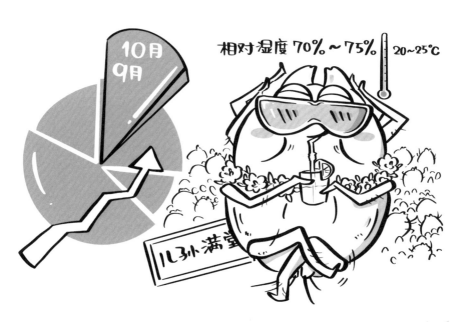

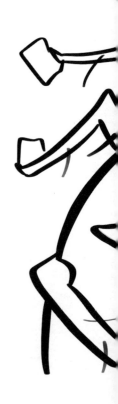

漫话尘螨

尘螨怎么吃东西？

与人类一样，尘螨摄食后，食物通过口前腔进入咽。咽管直径可从 2 ～ 3 μm 膨胀到 20 μm，足以容纳如人头皮屑、真菌孢子及螨外皮等固体颗粒。在肌肉收缩和舒张作用下，食物形成均匀泥状并通过咽部，然后在食管里蠕动。尘螨肠道总体呈星状，表明肠道壁弹性大、可伸缩。食物从咽进入食管，再进入前中肠。消化和吸收的主要场所是中肠及其侧部单个或成对的末端封闭的盲囊。后中肠与前中肠由一个阀或括约肌分隔开，中肠后段收缩使得肠内容物（包括死亡的消化细胞、食物残渣和未消化物）通过阀。食物通过阀进入中肠后段再进入围食膜。

围食膜是一可大可小的网状结构或者是含

尘螨怎么吃东西？

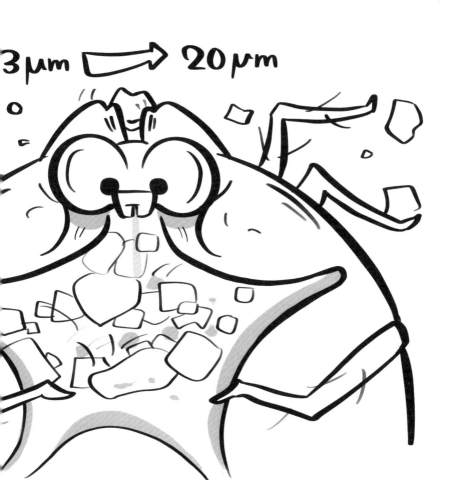

3μm ➡ 20μm

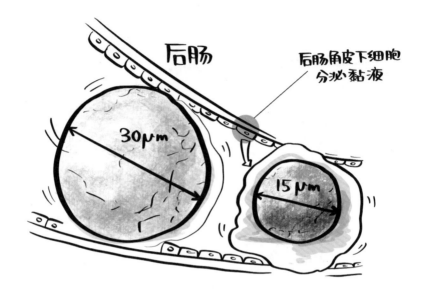

有几丁质的纤维垫，其包绕食物球，位于中肠后段，将食物球
与肠上皮分隔开。围食膜是昆虫的独特结构，这种结构为中肠
提供了屏障，使其免受微生物感染，还可保护中肠后段上皮，
免受未消化固体食物的机械损伤。

后肠内食物球直径由 30 μm 减小到 15 μm，体积减少到
原来的 2.63%（1/38）。食物球变成彩色，从浅到深棕色，形
成了粪便颗粒。这些粪球从肛门排出，与粪球结合在一起的黏
液，可能是后肠角皮下细胞分泌的，通过角皮下孔道进入后肠。

尘螨具有多种消化酶,这些酶类的一部分是过敏原,能引起过敏反应。一般来说,动物消化系统检测出的消化酶种类,可以反映它的饮食种类。

尘螨究竟以何为食?

这个问题很难回答,因为凭现有研究手段很难对小型昆虫肠道内容物进行化学成分分析。实验室人工培养尘螨所用食物种类多样,表明在尘螨天然生活环境中,其食性相当广泛。因而迄今为止,尘螨在尘土中究竟主要以什么为食,喜欢吃什么,从不同的饮食中摄取什么营养成分,仍未十分明了。

科研人员从新鲜屋尘样本中分离获得了屋尘螨,经压片制作标本后,置显微镜下观察,发现了许多成分,包括浸软的头皮屑、真菌的菌丝和孢子、酵母菌和细菌,还有许多没有鉴定出来的颗粒。在为期一年的时间内,研究人员连续从床垫和卧室地板采集 600 余只屋尘螨,分析其肠道内容物,结果发现花粉、微生物孢子、真菌菌丝、细菌及植物来源纤维(可能来自于床单上的棉花)等,几乎一年四季均可见到。还有报道从微角尘螨肠道检查到了飞蛾翅膀鳞片,而该微角尘螨标本恰好采自一只飞蛾。

在过敏性皮炎患者的居室内,尘螨滋生密度较高,因为患者大量脱落的皮屑为螨虫生存提供了食物来源,而健康非过敏

漫话尘螨

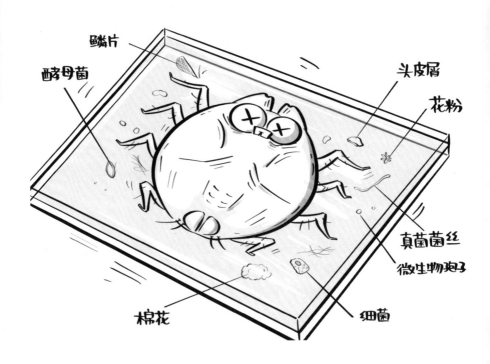

鳞片
酵母菌
头皮屑
花粉
真菌菌丝
微生物孢子
棉花
细菌

性皮炎患者的新鲜皮屑可抑制螨虫种群生长。但是粉尘螨在培养过程中，并不以新鲜皮屑为食。

"尘螨以人体脱落皮屑为主要食物"，这种说法可以追溯至俄罗斯学者 Bogdanoff 在 1864 年首次以英文单词 Dermatophagoides 记述尘螨时，该英文单词含有"以皮肤为食"

的意思。该样本取自疖疮患者的头皮，不过该患者很可能是未确诊的湿疹，因为疖疮确诊需要取皮损组织检出疥螨。

在粉尘螨的肠道全长均有革兰氏阳性球菌分布，在血腔里有革兰氏阴性的胞内巴尔通体（*Bartonella spp.*）。从粉尘螨和屋尘螨组织匀浆中可分离和鉴定出芽孢杆菌（*Bacillus spp.*）、葡萄球菌属（*Staphylococcus spp.*）及革兰氏阴性非发酵菌、革兰氏阳性菌。

真菌既是螨类的一种食物来源，也是尘螨的一种环境危害或尘螨迁移的物理障碍，两者具有正相关性。滋生在床垫尘样中的酵母菌和粉尘螨在秋季种群密度均达到最大。酵母菌比尘螨更喜欢高湿度环境，二者在秋季生长旺盛可能是因为空气湿度增加的原因，尘螨生长密度增加也有可能是因为作为其食物的酵母菌生长旺盛的缘故。

尘螨会吞食自己的粪便。1990 年，在第二届尘螨过敏原与哮喘国际会议上，参会人员展示其携带的录像带中，实验室培养的一只尘螨正在吞食粪便微球。在实验室人工培养的屋尘螨，如果一直不去移动它，且连续几个星期也不添加新培养基，就可以观察到螨虫的食粪现象，种群密度也会骤然下降。食粪现象是螨虫食物缺乏的一种标志，但无证据表明尘螨在自然环境下会常规食粪。

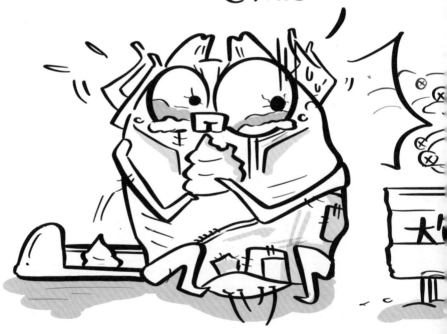

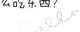

小资料

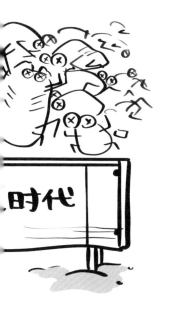

时代

　　俄罗斯学者 Bogdanoff 于 1864 年首次记述尘螨属（*Dermatophagoides*）后，法国学者 Trouessart（1901 年）在制备好的哺乳动物身上发现屋尘螨，Fain A（1966 年）在活的鸟和哺乳动物皮肤、巢穴中也发现屋尘螨，从而佐证了该螨取食与皮肤微环境有关。Voorhorst 等（1969 年）讨论了以皮肤为食的问题，Larson 等（1969 年）也报道了粉尘螨以皮屑为食。不过，如果仅用人头皮屑培养尘螨，这些螨虫种群生长非常缓慢；如果额外添加酵母菌，其生长速度会显著增加。

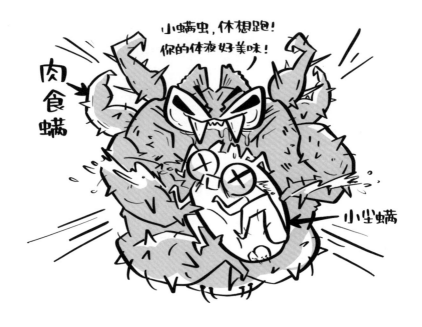

　　肉食螨是尘螨的捕食者，这些大型螨类用它们强壮的触须捕捉个头较小的螨类，用它们的刺状螯肢刺入对方身体并吸出体液。转开肉食螨（*Cheyletus aversor*）伏击并抓住粉尘螨后，只需要 20 秒左右，粉尘螨就会瘫痪。肉食螨可能会产生毒素，协助肉食螨攻击其他猎物，15～30 分钟后猎物的体液即被吸食干净。肉食螨可用于控制商业楼宇中滋生的其他螨类。根据世界各地的报道，肉食螨在 124 个国家或地区有滋生。

尘螨怎么交流？

　　螨虫没有视觉器官，但它们有光感受器，称为单眼。暴露于白炽灯光源的尘螨可能会表现出类似负趋光性反应，但很难区分热和光的影响。

　　那螨宝宝们怎么交流呢？嗅觉！它们在交流中使用了一种被称为化学信息素的化学物质。信息素一般是简单的有机小分子，由几种化合物（如脂质和脂质类化合物）混合形成，此类混合物可以产生比单种化合物传递的化学信息更复杂、更精细的化学信息。信息素由外分泌腺产生，具有挥发性，可在单个个体中引起较高的特异性反应，从而检测其存在性。

　　信息素可根据其功能归类为：①性信息素，帮助尘螨从一段距离外吸引配偶或近距离求爱；②集聚信息素，在居住条件发生变化时，如突如其来的食物缺乏或湿度、温度下降，可引起反应性集聚行为；③间隔调节或驱散信息素，用于维持个体之间的距离；④标记信息素和报警信息素，可用作反捕食工具，引起迅速疏散，通常在蚂蚁等群居昆虫中使用。

当接触性信息素时，雄螨会停止取食，开始寻找雌螨进行交尾。未交尾过的和已交尾过的雌螨都具有粉螨素（一种性信息素），当浓度达到 1 ppm（百万分之一）时，雄螨会有反应。

性信息素

尘螨受到侵扰时，会发出报警信息素，该信息素会将集聚在一起的相同种类的尘螨分散开来。橙花醛和甲酸橙花酯是最常见的报警信息素，其他更罕见的报警信息素包括长食酪螨中的粉螨素，不过该信息素在多食嗜木螨中发挥着雌性性信息素的作用。

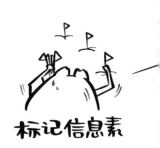

标记信息素

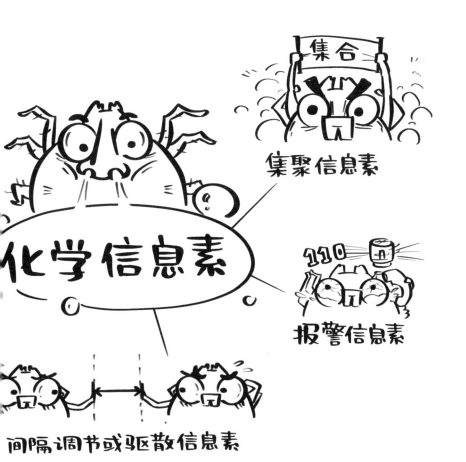

集聚信息素

报警信息素

化学信息素

间隔调节或驱散信息素

尘螨喜欢栖息在何处？

　　尘螨在家庭滋生的主要场所是地毯、布艺沙发、床单、枕头、床垫、纺织品玩具；还可滋生在储藏的食物中，如火腿、饼干、薯片、谷物、麦秸、中药材、中成药等；空调滤网上存在灰尘、人体脱落的皮屑、真菌孢子等，也是尘螨滋生的场所。

　　燕麦糠枕头和羽绒床垫适宜尘螨滋生，会加重哮喘和过敏症状。使用皮革面的枕头并改变饮食习惯，哮喘症状会缓解。

　　尘螨生活在由角蛋白、纤维素和甲壳素等大分子占主导的屋尘中。屋尘包括人体脱落的皮屑、真菌菌丝体和织物纤维材料，还包括来自土壤和建筑材料的各种矿物颗粒、木材以及纸张纤维、发泡橡胶、塑料碎片、食物颗粒（谷类和面包屑、来自油炸食物的脂滴等）。

　　如果室内环境潮湿，尘螨也会在墙体上的霉菌中生长。对于尘螨来说，栖息地的主要制约因素是温度、湿度和食物。

　　旧房屋内尘螨的数量较多，且床上的尘螨比地板中的数量

尘螨喜欢栖息在何处?

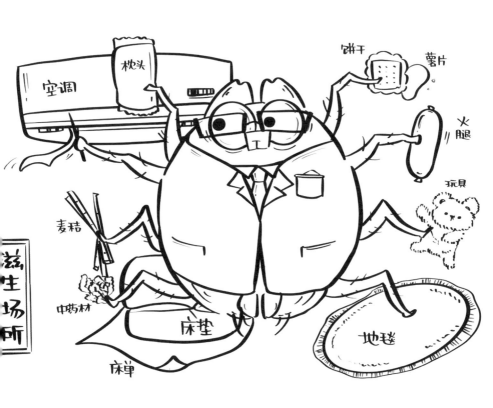

更多，也更常见。旧床垫的过敏原浓度普遍要高于新床垫，随着床垫使用时间的增加，尘螨的种群密度也在增加。

　　研究者拆开内装弹簧的床垫，对布床垫罩和在上表面下的底层棉纤维物中的所有尘螨进行了计数后，发现大多数尘螨都

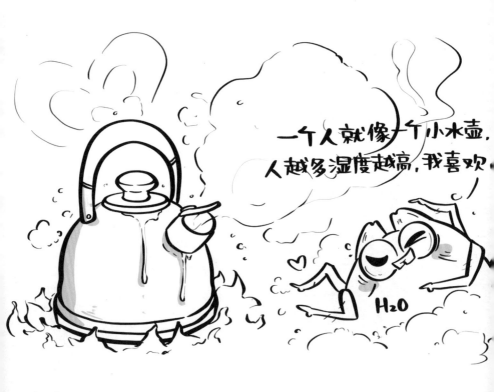

存在于距表面 5 mm 之内的地方。因为这种床垫的中心位置由含气空间和弹簧构成，没有合适的栖息地。

布艺沙发上尘螨的数量比床上要多几倍。因为人们每天坐在沙发上的时间可达数个小时，而且常常在沙发上招待客人、看电视、吃零食、休息和阅读；另外，床单被褥经常清洗和晾晒，而沙发很少得到清洁。

人类行为活动是室内气候环境的调节因素，房间内居住人数越多，其尘螨数量也越多。房屋居住者通过他们的生理活动（呼吸和蒸发）和室内活动影响空气中的水含量。居住人数越多，通过室内活动产生的水蒸气量也就越大，这些可能会对尘螨种群规模产生影响。如果房屋中居住了 6 个人，他们烹饪、烧水、洗衣服、洗澡等活动会比只居住 1 个人时更多、更频繁，时间也更久，这些活动所产生的水蒸气可导致产生较高浓度的过敏原。

漫话尘螨

尘螨是怎么跑到你家里的?

从生态学角度来看,房屋并不是绝对孤立和自给自足的,人类迁移的频率很高。有证据表明,尘螨可随着家具和衣物迁移。比如,我从盐城搬家到无锡,发现尘螨会通过床垫和家具

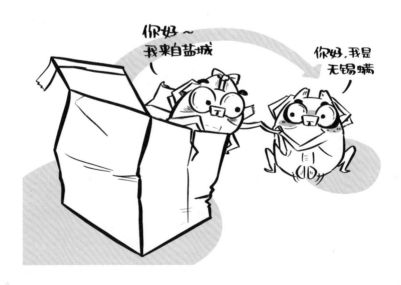

40

迁移至无锡；去朋友家做客时，其中一部分尘螨还会利用人体作为运输工具扩散到其他人家。地理孤立的种群经过混合或杂交可能对尘螨遗传和进化带来影响。

　　不同地区、不同气候条件下尘螨的种类和数量不同，从世界各地屋尘中分离出来的尘螨，累计已经超过 140 种。其中，很多尘螨是很偶然被发现并记录下来的，或者由室外食草动物与室内植物引入室内，或者由鸟类寄生虫、啮齿类动物和家养宠物引入室内。

　　大部分尘螨是随着居住者入住而进入家里的。无人居住

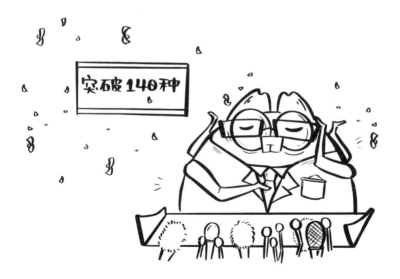

时，在房间地板上不会发现尘螨；而一旦进住，则几乎立即就发现了尘螨，有研究表明它们是随入住者的衣服被引入的。

大约在入住新房屋一年后，尘螨种群就会建立起来。有科研人员对日本东京新建公寓房间中的尘螨种群模式进行长期监测后发现，在居住 15 周后，尘螨还没有在草垫子或地毯上建立起稳定种群，但一年后情况就不一样了。

有研究者做实验，用染料将尘螨标记，然后放在沙发上，

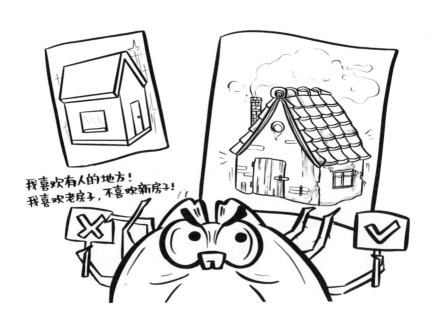

我喜欢有人的地方！
我喜欢老房子，不喜欢新房子！

被标记的尘螨便从沙发向衣物上扩散，然后再扩散到房子的其他角落，用 10 天左右的时间就可扩散到家庭汽车中。因此，尘螨很容易在家中的微观环境之间移动，而衣服则是重要的运输工具。

　　城市路面、火车、船、机场休息室和飞机、汽车等公共交通场所的尘螨种群，最初很有可能是通过衣物传播而建立的。进而，家庭尘螨和它产生的过敏原扩散并存在于医院、护理院、学校、办公室、电影院中。

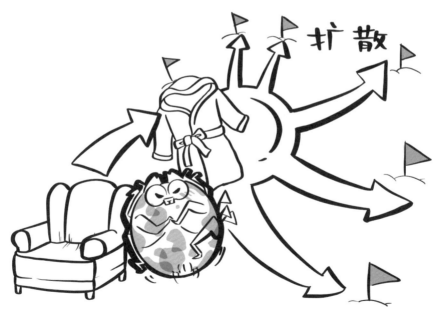

尘螨防控措施

尘螨可产生很多引起人体过敏的过敏原，是哮喘、鼻炎等多种过敏性疾病的祸首。过敏原规避，就是使患者处于低过敏原环境或者远离过敏原，以预防和治疗过敏性疾病。

尘螨防控措施要达到的目标主要有 3 个：A 减少活螨的总量，B 降低螨过敏原的水平，C 减少人对前二者的暴露。

植物源性的杀螨剂（目标 A）　　1695 年，列文虎克将茴香和尘螨放在一个瓶子里，结果发现尘螨被杀死，这可能是文字记载的第一个杀螨剂试验。如今豆蔻和豆蔻油被广泛用作杀虫剂。许多植物源性的杀螨剂，如咖啡因、尼古丁、水杨酸苯酯、印棟素、拟除虫菊酯和苯甲酸苄酯等被证实可以控制室内尘螨的滋生。

几乎所有的杀虫剂和杀螨剂作用方式都是通过模拟或抑制尘螨代谢所涉及的关键物质，使其不能完成某些化学反应或代谢来杀死尘螨，主要有有机氯杀虫剂、拟除虫菊酯和苯甲酸苄酯等。苯甲酸苄酯是经过最广泛检测的室内杀螨剂，实验室研究显示其高度有效。注意，苯甲酸苄酯低剂量吞食被证实可致死，低浓度时有接触毒性。

抗尘螨产品（目标C） 随着科技的发展，大量抗尘螨产品应运而生，并在 20 世纪 90 年代早期形成一个迅速增长的产业。即使没有医生的指导，这些产品也可以直接销售给公众，其中一些产品经过了临

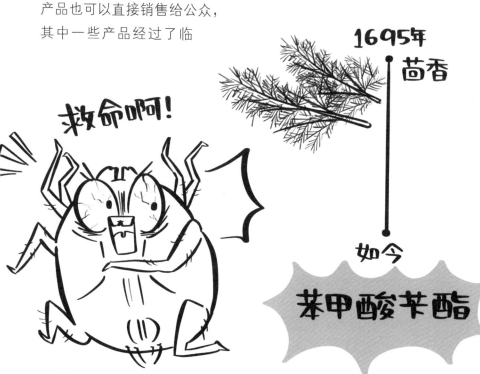

1695年
茴香

救命啊！

如今

苯甲酸苄酯

床试验和现场测试。当研究者以某一种特定产品作为唯一或主要的治疗手段进行临床试验，即所谓的"单因素"试验时，常得到令人失望的结果，但联合多个产品或协同使用多种过敏原规避手段的"多因素"试验后，往往能够获得令人满意的实验结果。

在加工防螨床套、枕头、地毯和衣服的过程中，在纤维和纺织面料中也可加入杀螨剂或抗菌化合物，这些化合物包括氯菊酯（permethrin）、噻苯咪唑（thiabendazole）、三丁基氧化锡（tributyltin oxide）、三氯生（triclosan）和银纳米微粒（silver nanoparticles）、马来酸三丁锡（trinbutyltin maleate）等。购买这些物品时，需要对生产厂家进行研究，明确他们是否使用防蛀杀虫剂处理过产品。如果防蛀杀虫剂是人工合成的拟除虫菊酯，当其暴露在紫外线下时会被破坏。

防螨纺织品（目标 C） 现在有许多防螨纺织品，比如覆盖褥子、弹簧床垫、枕头和羽绒被的防螨罩子。起初这些罩子都是由塑料或橡胶制成，但是近年来已开发出含有许多微孔的罩子，这种罩子允许水蒸气进出，但是能够将尘螨及其过敏原隔离在外。类似的产品还有防螨口罩，用孔径小于 $10\mu m$ 的布料制作而成，可以阻隔尘螨和花粉，携带方便，快速有效，经济实惠。

降低湿度（目标A） 降低湿度能够减少室内尘螨数量。研究者使用机械通风系统后发现，在尘螨大量繁殖的 16 个房间中有 11 个房间的尘螨被彻底清除。除湿器通常是便携式电子设备，能将空气中的水分子清除并将其储存在一个水槽中，以便于倾倒。使用除湿器后，房间里过敏原浓度和活螨数量显著降低。

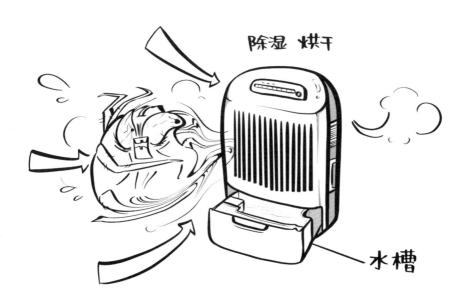

除湿 烘干

水槽

漫话尘螨

室内烘干机（目标A） 通过室内烘干机，将羽绒被在59℃左右、相对湿度小于10%的条件下烘干1小时，可使活螨数量下降99%。

暴晒（目标A） 将纺织品放在阳光下曝晒，使尘螨脱水是一种有效的控制尘螨的方法，这种方法既简单又安全。尘螨的卵在紫外线（波长为253.7 nm）下暴露仅5～15秒后就

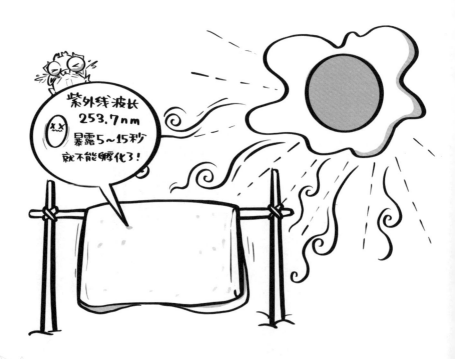

不能孵化。现已有商业化的紫外真空除尘器和紫外灯，可用于控制尘螨滋生。

热水洗涤（目标 A） 热水洗涤是成本极其低廉且有效的除螨方式。当水温高于 55℃时，尘螨就可以被杀死。使用 58℃的热水洗涤衣物时，尘螨将被完全杀死。另外，在清洗时可使用抑螨香皂、除螨洗衣粉等产品，将物理和化学方法结合起来除螨，效果很好。

降低温度（目标 A） 2℃下，15% 的粉尘螨可存活约 7 天以上；若要将尘螨杀死，−9℃下需要 7 ～ 14 天；−15℃下需要 1 ～ 7 天；在 −20℃的环境中放置 30 分钟，尘螨死亡率为 100%；低于 −23℃时，屋尘螨体内的水分就会形成冰晶而导致其死亡；−28℃时，尘螨基本不能存活；在 −30℃下，5 分钟内，各发育阶段的屋尘螨均会死亡。冰箱可用于杀死相对小的物品（如玩具、枕头和不能用热水洗涤的小衣物）中的尘螨。

液氮（目标 A） 液氮是液态的氮气，无色、无臭、无腐蚀性，常压下为 −196℃。使用液氮对地毯进行处理，尘螨数量可大幅减少，居住在房子里的哮喘患者的支气管高反应性症状也能得到改善。

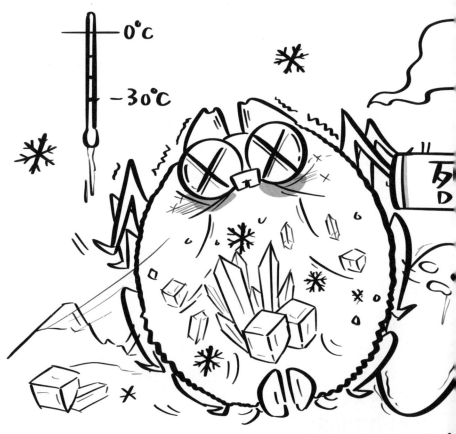

漫话尘螨

0°C

-30°C

-30℃下5分钟

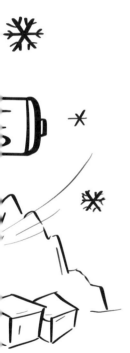

移走地毯（目标 A）　　地毯是尘螨的理想居住场所之一，将地毯更换成塑料地板、瓷砖或木地板，能够改善哮喘症状，因为移走地毯可以移走滋生在其中的尘螨、螨卵及其食物来源。

如果患者进入铺设有地毯的宾馆，极有可能会引发哮喘，建议立刻打开窗户，移走地毯。

真空吸尘器（目标 B）　　真空吸尘器可以清除地毯上绝大部分灰尘，从而降低尘螨过敏原含量。

但使用真空吸尘器清除死螨比较容易，清除活螨有点困难。因为尘螨足的末端，即端跗节，就像微型水槽活塞，活螨可以紧紧附着在织物纤维上，难以清除。另外，真空吸尘器能够用于清除地毯中的尘螨，但同时也很可能会增加空气中过敏原的含量。因为清扫活动会使螨粪中的过敏原颗粒飞起来，悬浮在空气中。

为解决这个问题，研究者开发出带有过滤器的"医用"真空吸尘器，可防止直径大于 $1\mu m$ 的颗粒遗漏。经检测，它们可比传统的真空吸尘器排放出更少的可吸入性过敏原。

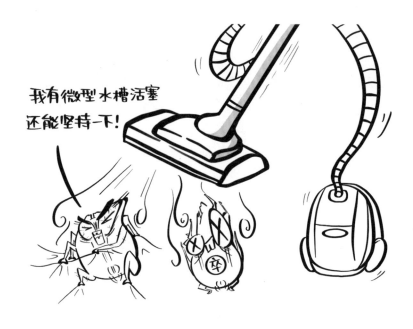

带有高效空气过滤网的吸尘器效果最好。

　　空气过滤器（目标B）　空气过滤器对呼吸道过敏性疾病的症状改善具有一定效果。一项对夏令营中的哮喘儿童进行了为期两年的研究发现，带有高效空气过滤网（high efficiency particulate air，HEPA）的空气过滤器对小孩夜间哮喘发作的频率和严重性具有很强的改善作用。

　　房屋装修（目标A）　对房间进行重新装修，可减少尘螨能够利用的栖息地，使余下的栖息地变得不利于尘螨生长。

　　居室卫生（目标 A）　　居室卫生状况较差的家庭中的尘螨种群密度显著高于卫生条件较好的家庭。卫生状况较差的家庭床上的尘螨平均数量是卫生干净的家庭的 1.4 倍。

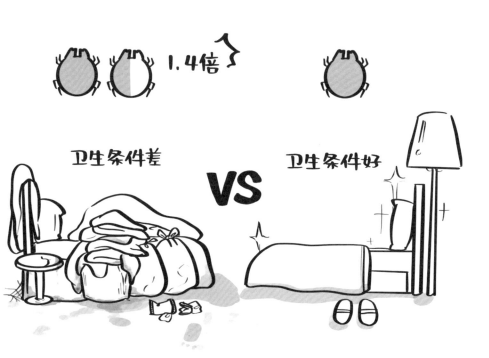

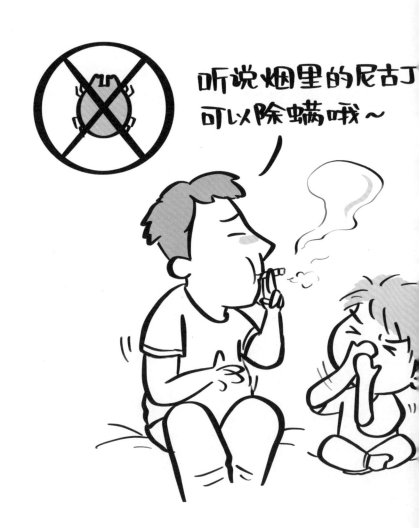

那也不鼓励为了除螨吸烟啊！

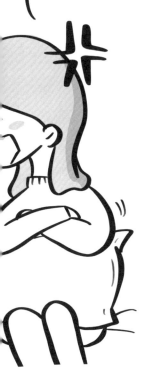

捕螨贴（目标 A）　近年来，我国有企业生产出捕螨贴，通过诱引的方法捕获家庭尘螨，可明显降低活螨数量。

烟草（目标 B）　抽烟能够降低室内尘螨过敏原浓度。有假说认为尼古丁酸可使尘螨主要过敏原 Der p 1 变性，或是因为烟的毒性作用杀死了尘螨。尼古丁是一种潜在的杀虫剂和杀螨剂。另一种可能是带有过敏原的颗粒黏附在香烟烟雾中有黏性的焦油凝固物上，然后沉积到地毯上而导致其死亡。

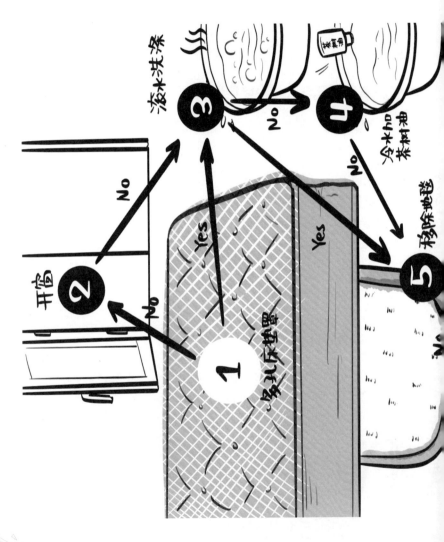

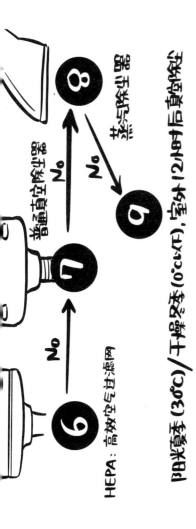

HEPA: 高效空气过滤网

阳光暴晒(30℃)/干燥冬季(0℃以下),室外12小时后真空除尘

蒸汽除尘器

普通真空除尘器

尘螨控制策略

尘螨控制策略使用说明：1. 本策略用于床垫、寝具，包括枕头、软式家具和地毯的处理；2. Yes表示该步骤能够实现，No表示该步骤不能实现；3. 在做出决定之前请认真阅读每个编号部分，再移向下面的选项。

环境中尘螨危害的评价

作为生物体，尘螨可产生多种蛋白质和其他的大分子物质，国际上已经报道尘螨提取液中有 39 种蛋白质可引起人体过敏。尘螨的身体、卵、粪和培养基等提取物均可诱导过敏性疾病患者的皮肤试验呈阳性。尘螨提取液中含有致敏蛋白和潜在致敏蛋白及其他相关分子，是多组分的混合物。

过敏性疾病的发病原因错综复杂，主要包括两个方面，一是本人具备发生过敏反应的遗传体质，二是积尘中滋生的尘螨数量超过一定阈值。

室内环境中尘螨的危害情况可采用三种方法进行评价：一是在显微镜下计算每克积尘中尘螨数目；二是采用针对尘螨主要过敏原的单克隆抗体建立免疫化学方法检测每克积尘中尘螨主要过敏原的浓度；三是测定每克积尘样本提取液中鸟嘌呤的含量。

尘螨过敏原主要组分 Der 1 浓度与尘螨密度呈明显的正相

1 遗传体质

2 尘螨数量超过阈值

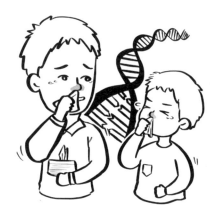

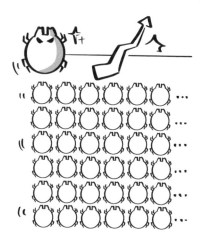

关，如果每克灰尘中检测出 2 μg 的 Der 1，则相当于每克灰尘中有 100 只螨虫；如每克灰尘中有 10 μg 的 Der 1，则相当于每克灰尘中有 500 只螨虫。

空气中尘螨过敏原的测定，可用培养皿作为接收装置，将培养皿盖打开置于空气中，静置一个星期；也可采用静电采样

漫话尘螨

器或有体积标尺的空气采样器来采集尘螨过敏原。

鼻内采样器可简单而准确地测量个人接触尘螨过敏原的水平。采样器由可插入鼻内的一对塑料套管组成，每个采样器带有一个有黏附性的滤膜，过敏原颗粒可以黏附在上面。塑料套管插入鼻腔内 10 ～ 30 分钟，取下滤膜，通过免疫方法进行

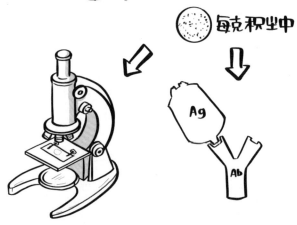

室内环境尘螨危害情况评价

每克积尘中

1 螨虫数目　　2 过敏原浓度　　3 鸟嘌呤含量

检测，如改良的蛋白印迹法和免疫染色系统。含有过敏原的颗粒就呈现盐一样的光晕，肉眼可见，并可在显微镜下计数。不带光晕的颗粒也可以计数。带有尘螨过敏原的颗粒只是整个颗粒中的一小部分。采样器基本可以采集到直径 10 μm 以上的全部颗粒和 50% 直径约 5 μm 的颗粒。

尘螨引起的疾病

尘螨躯体和粪便排泄物直径为 10～50 μm，这些物质可碎裂成更小的碎片悬浮于空气中，可侵入人体呼吸道深部，这些都是引起人体疾病的过敏原。50 年来，全球过敏性疾病患病率呈急剧上升趋势。《欧洲变态反应白皮书》（2013 年）指出，过敏性疾病是全球第六大疾病，位列心血管疾病、肿瘤、糖尿病、呼吸病、精神心理疾病之后。与尘螨有关的过敏性疾病主要有过敏性哮喘、鼻炎、特应性皮炎、春季性眼角膜炎等。据报道，50% 以上的过敏性疾病由尘螨引起，全球约有 20% 的人对尘螨过敏。此外，尘螨还可侵入人体内，引起肠螨症、肺螨症、尿螨症、阴道螨症等非特异性侵染。

心血管疾病

尘螨引起的疾病

全球六大疾病
《欧洲变态反应白皮书》

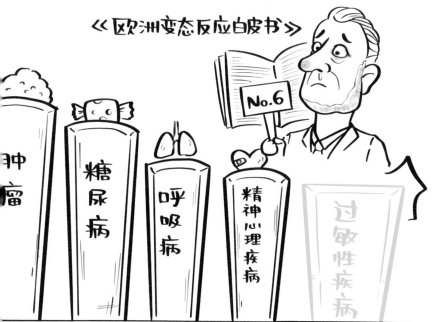

No.6

肿瘤　糖尿病　呼吸病　精神心理疾病　过敏性疾病

漫话尘螨

　　过敏性哮喘　世界范围内有超过 3 亿人群患有哮喘，且其患病率有逐年增长的趋势。10 年来，西欧哮喘患者大约增加了 1 倍。美国自 20 世纪 80 年代初以来，哮喘患病率增加了 60% 以上。而亚洲成人哮喘的患病率为 0.7% ～ 11.9%（平均不超过 5%）。我国目前哮喘患者约有 3000 万人。用粉尘螨提取液进行皮肤挑刺试验，结果表明，我国有 47% ～ 92.11% 的成人哮喘患者和 51.64% ～ 78.85% 的哮喘患儿对尘螨过敏。

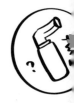

成人

　　过敏性鼻炎　根据发生的频率和持续时间，鼻炎可分为间歇性过敏性鼻炎和持续性过敏性鼻炎，也可按严重程度分为轻、中、重度鼻炎。过敏性鼻炎不仅影响生活质量、影响睡眠、影响情绪，长期的慢性炎症还可损害肺、耳等器官的功能，并可导致学习障碍、睡眠呼吸暂停、鼻窦炎、哮喘等。

47

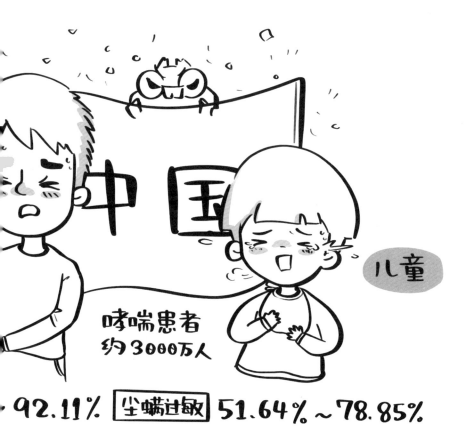

尘螨引起的疾病

漫话尘螨

　　特应性湿疹　又称特应性皮炎，是一种慢性、炎性皮肤病，尤其以婴儿多见，全球范围内婴儿患病率为10%～20%，成人患病率为1%～3%。这些湿疹患者60%因尘螨过敏引起。室内尘螨密度越高，婴儿患湿疹的概率就越大。

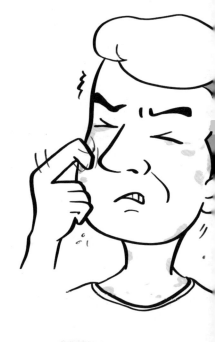

成人 1%~3%

特应性湿疹

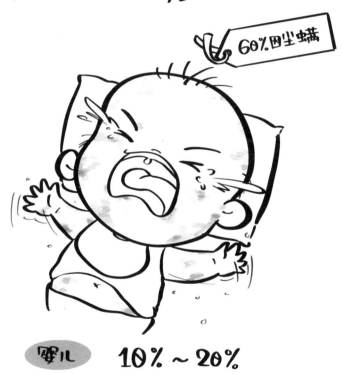

60%因尘螨

婴儿 10%～20%

别怕，这是过敏性结膜炎，不传染的！

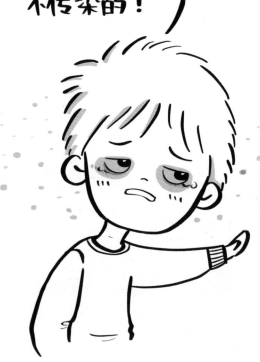

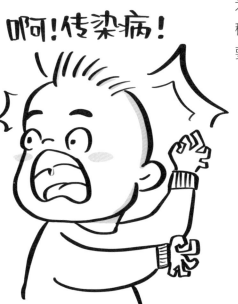

啊!传染病!

角膜结膜炎 是一种严重的慢性结膜炎症,好发于男孩。儿童过敏性结膜炎是由 IgE 介导的眼部炎症疾病,与 I 型、IV 型超敏反应有关,属于非感染性眼表疾病。大多数学者认为儿童过敏性结膜炎可能是一种多基因遗传病,其过敏原主要来自尘螨等。

漫话尘螨

分泌性中耳炎　又称为胶耳症或咽鼓管堵塞,有文献报道,胶耳症的儿童中有 20% ~ 90% 对普通吸入性过敏原敏感,可能与鼻过敏性疾病有关。

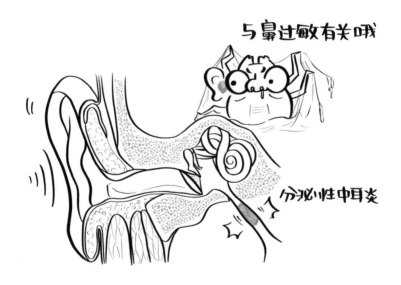

川崎病　20 世纪 70 年代,人们才第一次认识该病,在对川崎病患者尸体活检时发现有立克次体样的微生物,推断可能是尘螨的载体,当时曾引起人们恐慌与焦虑。

尘螨与胃肠道过敏反应　关于尘螨与胃肠道过敏的研究相对较少，但近年来已有多项研究报道了因食用被尘螨污染的食物而诱发强烈过敏反应的病例。1995 年，Scala 描述一个尘螨皮肤试验阳性的 5 岁女孩出现持续性呕吐但没有呼吸系统症状，研究显示其卧室内尘螨的暴露程度较高，在采取过敏原规避措施以后，其症状得到了缓解。为了明确该患者的胃肠道症状与尘螨的关系，医务人员用尘螨提取液激发患者，患者又出现了呕吐，这就提示胃肠道对尘螨过敏；医务人员通过口腔吞咽和食管蠕动将尘螨提取液输送到患者胃肠，导致患者又出现胃肠道症状，进一步证实是尘螨诱发了胃肠道变态反应。

肺螨症　尘螨可侵入呼吸系统并在其中寄生，引起非典型的肺部症状。1956 年，河北高景铭报道了我国首例人体肺螨症，他从 1 例支气管扩张患者痰液中检获了食酪螨和跗线螨。1983 年，黑龙江省魏庆云报道了 41 例肺螨症。此后报道的病例越来越多。痰液检查获得螨虫阳性是确诊肺螨症的依据，通常是收集患者 24 小时痰或早晨第一口痰，加等量 5% 氢氧化钠消化 2 ～ 3 小时，镜检沉渣。有报道用卡巴砷、乙酰砷胺等砷剂治疗肺螨症并取得疗效者，此外用枸橼酸乙胺嗪、硫代二苯胺、依米丁等治疗肺螨症也有较好的效果，还有学者推荐用甲硝唑治疗肺螨症。

漫话尘螨

肠螨症　尘螨侵入消化道，损害肠腔或肠壁，引起一系列以胃肠道症状为特征的一种消化系统疾病。1996年，欧州和日本学者均报道过误食粉尘螨污染的食物而引起休克的病例。1997年，有人报道了30例因为吞食螨类污染的小麦粉制成的食物而引起速发性过敏反应，患者在吞入食物10分钟至4小时内，发生呼吸困难、血管神经性水肿、气喘、流鼻涕等症状。患者皮试试验表明其对粉尘螨、螨污染的面粉呈阳性反应，而对小麦提取物以及其他食物均阴性。患者粪便检查包括直接涂片、饱和盐水浮聚法和沉淀集卵法，可见卵、幼螨、若螨、成螨、活螨、死螨及其残体。直肠镜检如出现肠壁及黏膜存在典型病灶的，有助于本病诊断。氯喹、驱虫净、六氯对二甲苯、甲硝咪唑或伊维菌素治疗本病均有效。

尿螨症　尘螨侵入并寄生于人体泌尿系统而引起的一类疾病。尿螨症患者尿液中检获的螨种主要为跗线螨、长食酪螨、粗脚粉螨、家食甜螨。尿螨症的诊断主要根据尿液检查，收集24小时尿液或早晨第1次尿液，离心沉淀后镜检，检获活螨、死螨及生活史任何时期螨者，均可确诊，未经离心沉淀的尿液标本常不易检获螨体。据报道，氯喹、甲硝哒唑对本病具有较好的疗效。

阴道螨症　1998年，常东平等报道阴道螨症2例，患者的典型症状为阴道奇痒、白带增多、腰痛、腹痛并有下坠感，取阴道分泌物涂片染色后，光镜下见螨体，说明尘螨可通过不同途径侵入人体阴道并寄生其中，引起局部症状。

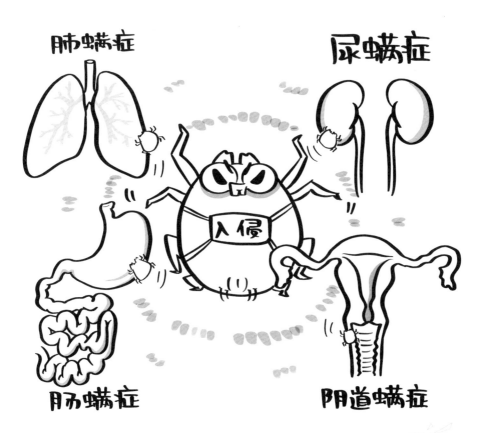

肺螨症

尿螨症

入侵

肠螨症

阴道螨症

漫话尘螨

外耳道寄生螨　2005 年，我国台湾阳明大学附属医院在新英格兰医学杂志（The New England Journal of Medicine）报道了 1 例外耳道寄生螨，患者 70 岁，男性，外耳道瘙痒 2 个多月，听力没有受损，也无耳鸣、耳漏现象。患者耳镜检查发现大量屋尘螨，包括卵、雌螨、雄螨，用含新霉素、曲安奈德、制霉菌素和短杆菌肽的滴剂治疗 2 个月后症状消失。

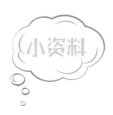

交叉反应

　　尘螨过敏性疾病患者在食用甲壳动物和软体动物后可能会出现过敏症状。因为尘螨过敏原第 10 组分与多种动物的原肌球蛋白具有同源性，这与屋尘螨类和其他无脊椎动物之间的交叉反应有关。螨虫、摇蚊、蚊子、蟑螂和虾都含有能引起交叉反应的原肌球蛋白，此为不同节肢动物之间发生交叉反应的原因。

　　因交叉反应的存在，尘螨过敏原会导致或加重食物过敏。如尘螨过敏的患者进食蜗牛可能会产生严重症状：哮喘、过敏性休克、全身性荨麻疹和（或）颜面部水肿。正在接受尘螨提取液脱敏治疗的患者，进食蜗牛后在接受免疫注射的部位常常出现荨麻疹、水肿和瘙痒。

　　交叉反应是一种免疫学现象，由与过敏反应结构相似的过敏原所致。交叉反应可以分为同种类反应、亲缘关系非常近的螨种间反应、亲缘关系较远的螨种间反应（如麦食螨科与储藏物螨类间）以及进化距离非常远的一种目和另一种目之间的反应（如虾和螨之间）。尘螨的交叉过敏大多数发生在屋尘螨和粉尘螨之间，对尘螨过敏的患儿80%表现为对粉尘螨和屋尘螨均过敏。

　　交叉反应现象在尘螨过敏反应中较常见，尤其是分类学相关种群之间存在交叉反应的现象更多见。目前对尘螨过敏原交叉反应的临床相关性了解得还不是很清楚。虽然不同螨种可能有非常类似的过敏原，但是氨基酸序列的微小差异决定了该过敏原能否被过敏患者相关的细胞识别，因此尽管结构类似，但也不一定必然产生交叉反应。

漫话尘螨

尘螨过敏性疾病的诊断

对于尘螨引起的过敏性疾病，首先应详细了解患者的症状、环境暴露史以及身体检查情况。一旦证实患者症状符合过敏性疾病临床表现，就应考虑进行过敏原检测。在明确了过敏原以后，可以采取改变环境、药物治疗以及脱敏治疗等措施。

临床上诊断尘螨过敏性疾病时，不能仅依据过敏原检测结果进行诊断，而应结合患者的病史和身体检查情况综合考虑，不建议在没有明确临床症状的情况下，进行过敏原检测。

过敏原检测的主要适应证　包括鼻炎、哮喘以及疑似食物过敏、疑似药物过敏、疑似昆虫叮咬过敏，其他适应证包括过敏性皮炎、乳胶过敏以及职业性哮喘等。过敏原检测常用的主要方法有皮肤试验、眼结膜试验、血清过敏原特异性抗体 IgE 检测、血清总 IgE 水平检测、血清类胰蛋白酶检测。

试验的原理　尘螨过敏原进入真皮内，可与肥大细胞表面的 IgE 抗体产生特异性反应，据此检测机体对某种过敏原是否过敏，临床上常用于荨麻疹、特异性皮炎、药物性皮炎和食物过敏的辅助诊断。

●皮肤试验

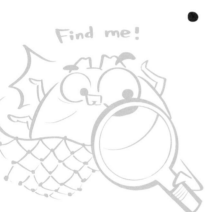

Find me!

●眼结膜试验

●血清过敏原
特异性抗体IgE检测

●血清总IgE水平检测

IgE

●血清类胰蛋白酶检测

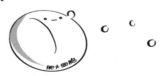

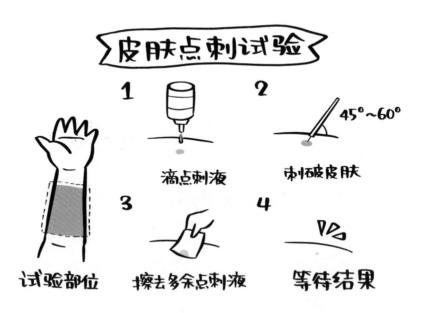 漫话尘螨

皮肤点刺试验（**Skin Prick Testing, SPT**） 将稀释的过敏原注入受试者前臂背面或掌面表面皮肤。试验不应在手腕部5 cm 以内或肘窝 3 cm 以内的部位进行。皮肤的反应性因部位而不同，前臂背面上部和中部位置的反应性较下部高，背部较前臂的反应性更高。一种过敏原的试验部位与另一种过敏原试验部位的距离至少应相隔 2 cm 以上，以防止邻近的过敏原之间相互干扰。

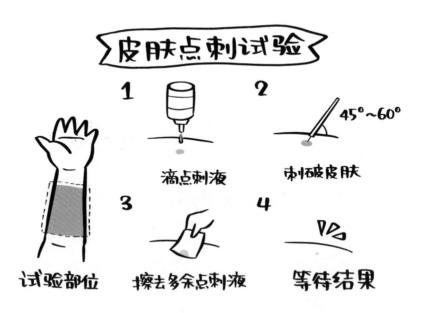

皮肤点刺试验

1 滴点刺液

2 45°~60° 刺破皮肤

试验部位

3 擦去多余点刺液

4 等待结果

皮肤点刺试验操作方法 在进行皮肤点刺试验时，应先将一滴过敏原提取物滴在皮肤上，然后用点刺工具以与皮肤成45°～60°的角度将皮肤刺破，使表皮上出现一个小的破损，这样就可以使过敏原溶液穿透进皮肤。这种方法不会导致出血。多余的过敏原提取物可用纱布或纸巾擦去。

皮肤点刺试验结果记录方式 结果记录方式是定量评分（0—4+），但不同医生的判断会存在不一致的情况。在这种评价方法中，1+表示出现的风团大小是组胺对照的1/4，4+表示出现的风团大小为组胺对照的2倍大。目前的趋势是记录最大风团直径的测定值，并且要指明周围是否有红晕（有风团斑点记为F）或出现了另外一个风团（有伪足记为P）或两者都有。出现伪足是更高敏感性的标志。例如，读数为（5×5）FP，意思就是有一个5 mm×5 mm的水疱，并伴有周围红斑（F）和伪足（P）。

皮肤点刺试验需做对照组 为确保判断正确，在用尘螨粗提液进行皮肤点刺试验的同时，应同时用组胺作为阳性对照和生理盐水作为阴性对照进行试验。进行阳性对照是为了证明患者皮肤的反应是正常的。在大多数患者中，用组胺做皮肤点刺试验通常会得到的结果为（3×3）F～（6×6）F。如果某患者未进行阳性组胺对照试验，则皮肤点刺试验不太可能证实任何阳性过敏原试验，因为在过敏原皮肤点刺试验的点刺部位释放的主要是组胺。另外，皮肤点刺试验之前，要停用抗组胺药物，实际停止用药的天数视抗组胺药物的种类而定。其他的可干扰皮肤点刺试验的药物有部分抗抑郁药物和镇定剂等。

皮肤点刺试验的缺陷和优点　皮肤点刺试验存在明显的缺陷，即假阳性比重较大。皮肤点刺试验的优点是安全性高，很少见不良反应。如果发生了不良反应，也主要是局部的皮肤反应，很少引起全身性反应，因为过敏原的暴露很低。偶见患者有迟发性反应，即皮肤点刺部位在试验结束后 6 ~ 12 小时出现红斑和水肿，但可在 24 ~ 48 小时后消失。

眼结膜试验　眼结膜试验在过敏性结膜炎诊断和呼吸道过敏性疾病诊断中得到了广泛应用。对于可疑病史或阴性病史者，而皮肤试验又为可疑或阴性反应时，可应用眼结膜试验等激发试验以确诊或找出病因。诱发症状绝大多数仅限于眼与鼻部，对诊断尘螨过敏原所致过敏性结膜炎具有实用价值，特别适宜于儿童过敏性结膜炎。

血清过敏原特异性抗体 IgE 检测　特异性抗体 IgE 是过敏性疾病发生的主要效应分子。正常人血清中抗体 IgE 含量很低，而发生过敏反应的患者体内抗体 IgE 含量则显著提高。血清过敏原特异性抗体 IgE 检测是诊断过敏性疾病最常用的体外试验方法之一，可用于诊断尘螨过敏原引起的过敏性疾病，尤其是有皮肤点刺试验禁忌证者，如皮肤划痕症患者。瑞典生产的 ImmunoCap™系统是目前过敏原特异性抗体 IgE 检测的首选方法。因其应用广泛，分析结果可靠，且通常具有与皮肤点刺试验结果的一致性，故被视为诊断金标准。

血清总 IgE 水平检测　血清总 IgE 水平可明确过敏性疾病存在，该检测在有些临床疾病中非常有用，包括诊断过敏性支气管肺曲霉菌病、过敏性支气管肺真菌病。

血清类胰蛋白酶检测　该检测也可应用于过敏性疾病的诊断，例如支气管哮喘、过敏性休克、荨麻疹、全身过敏反应等疾病。类胰蛋白酶主要存在肥大细胞中，血液中含量很低，不易检测。但是当过敏引起肥大细胞脱颗粒时，类胰蛋白酶大量被释放，血液中类胰蛋白酶含量急剧增多。有科研人员尝试采用类胰蛋白酶抑制剂对过敏性哮喘进行治疗。由于类胰蛋白酶在血液循环系统清除的半衰期约为 2 小时，其按照升高的峰值可能在血液循环系统中维持数小时，如类胰蛋白酶高峰值为 100 ng/mL 时，6 小时后会降至 19 ng/mL，如高峰值为 800 ng/mL 时，12 小时后会降到 10 ng/mL。

漫话尘螨

尘螨过敏性疾病的治疗

对过敏性疾病进行治疗的方法包括规避过敏原（改变环境）、药物治疗和过敏性特异性免疫治疗（脱敏治疗）。常用的治疗药物有抗组胺药物、糖皮质激素、支气管扩张剂等。

抗组胺药　抗组胺药能快速缓解由组胺释放引起的流涕、喷嚏、鼻痒及眼部症状，是过敏性鼻炎患者的首选治疗药物。第一代抗组胺药可能有引起如嗜睡、疲劳、头痛等中枢神经系统的不良反应。第二代抗组胺药，如西替利嗪、氯雷他定等，具有一定的抗炎特性，对鼻塞也有一定的缓解作用，上述不良反应较少，长期应用安全性好。

糖皮质激素　糖皮质激素是由肾上腺皮质中束状带分泌的一类甾体激素，具有抗炎、抗过敏、抗休克及调节物质代谢等多种生物学作用，广泛应用于多种疾病的治疗，在哮喘治疗中也发挥重要作用。

β2受体激动剂　β2受体激动剂能舒张支气管，包括短效（如沙丁胺醇气雾剂、特布他林气雾剂等）和长效（如沙美特罗、福莫特罗等）两类。

抗白三烯药物　抗白三烯药物是抑制哮喘炎症过程中的一种介质，与糖皮质激素的广泛抗炎作用相比，抗白三烯药物作用相对弱，主要是作为控制治疗的联合用药。抗白三烯药物可

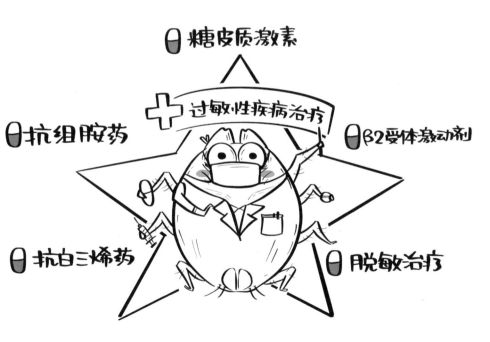

分为白三烯受体拮抗剂（如 LTRA、孟鲁司特、扎鲁司特）和白三烯合成酶抑制剂（如 5- 脂氧化酶）。

过敏性特异性免疫治疗　　又称脱敏治疗，它的临床效果比药物治疗更加显著且持久，被认为是目前唯一的哮喘病因治疗方法，可以改变病程，能够阻滞症状的恶化和防治对新的过敏原产生过敏。脱敏治疗的方法是通过小剂量皮下注射尘螨过敏原，并逐渐增加过敏原剂量，以提高患者对特异性过敏原的免疫耐受力，调节患者细胞免疫功能，并产生高水平的 IgG 抗体阻断过敏原与 IgE 结合，以此达到脱敏目的。脱敏治疗方法有肌肉注射、皮下注射、口腔 / 舌下含服、皮内注射、滴鼻等。一般儿童医院呼吸科均设有哮喘门诊，可开展尘螨过敏原的脱敏治疗。

　　临床主要采用粉尘螨过敏原粗提浸液为哮喘患者进行脱敏治疗。春季性结膜炎是一种过敏性疾病，临床用激素治疗的效果有限，采用粉尘螨过敏原提取液治疗的效果较好。但过敏原提取液包含成分较复杂，可能存在过敏原、非过敏性或毒性蛋白及其他成分，不同批次间很难进行标准化，且长期使用偶尔会发生不良反应。

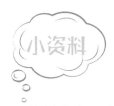

　　脱敏治疗通过调节患者不同类型淋巴细胞之间的平衡来阻断过敏原诱导的过敏反应的发生，从而降低气道对尘螨过敏原的特异反应性。在尘螨引起的过敏性疾病中，IgE 介导 T 细胞依赖的炎症反应机制发挥主要作用，且患者往往不只对一种过敏原敏感。因此，直接阻断 IgE 应该是一种理想的变态反应性疾病的治疗方法。

　　20 世纪 70 年代初，上海第一医学院（现复旦大学上海医学院）寄生虫学教研室率先在实验室内人工培养粉尘螨，提取粉尘螨抗原浸液进行成分分析、特征鉴定和标准化研究。1974年，国内开始使用上海医科大学（现复旦大学上海医学院）红旗制药厂和上海第十三制药厂（沪药准字号）生产的粉尘螨提取液对哮喘、鼻炎及皮炎进行皮试和脱敏治疗，截至 1995 年，治疗已达 11.2 万例次。据统计，脱敏治疗哮喘的总有效率达76.5%，而儿童患者则高达 82%；脱敏治疗尘螨过敏性鼻炎的有效率为 78%; 脱敏治疗特应性皮炎的有效率为 88.7%。国内还有其他专门从事过敏性疾病诊断及治疗产品研发的企业, 已生产出了标准化舌下含服的粉尘螨滴剂、粉尘螨皮肤点刺诊断试剂盒、尘螨过敏原特异性抗体 IgE 检测试剂盒。

主 要 参 考 文 献

[1] 崔玉宝 . 尘螨那些事儿 [M]. 北京：科学技术文献出版社，2018.

[2] 崔玉宝 . 尘螨与变态反应性疾病 [M]. 北京：科学出版社，2018.

[3] Cui Y B. When mites attack: Domestic mites are not just allergens[J]. Parasites and Vectors, 2014, 7: 411.

[4] LI L, QIAN J, ZHOU Y, et al. Domestic Mite-Induced Allergy: Causes, Diagnosis, and Future Prospects[J]. International Journal of Immunopathology and Pharmacology, 2018, 32: 1-8.

[5] COLLOFF M J. Dust Mites [M]. Austria: CSIRO Publishing, 2009.

[6] 崔玉宝 . 尘螨的生物学、生态学与流行概况 [J]. 国外医学寄生虫病分册，2004, 31(6):277-281.

[7] 崔玉宝，何珍，李朝品 . 居室环境中螨类的孳生与疾病 [J].

环境与健康杂志 , 2005, 22(6):500-502.

[8] 温廷桓 . 尘螨的起源 [J]. 国际医学寄生虫病杂志 , 2009, 36(5):307-314.

[9] 孙劲旅 , 陈军 , 张宏誉 , 等 . 尘螨控制方法研究进展 [J]. 国外医学呼吸系统分册 , 2004, 24(1): 47-50.

[10] 符力 , 张冠荣 . 尘螨过敏性疾病的健康管理学探讨 [J]. 广东医学 , 2013, 34(13):1957-1959.

[11] 沈莲 , 孙劲旅 , 陈军 . 家庭致敏螨类概述 [J]. 昆虫知识 , 2010, 47(6): 1264-1269.

[12] BOUSQUET P J, CHINN S, JANSON C, et al. Geographical variation in the prevalence of positive skin tests to environmental aeroallergens in the European Community Respiratory Health Survey Ⅰ [J]. Allergy, 2007, 62:301-309.